AF475867

LETTRE D'UN MEDECIN DE PARIS A UN MÉDECIN DE PROVINCE, SUR LE TRAITEMENT DE LA RAGE.

Quæsitaque prosunt *Artes.*

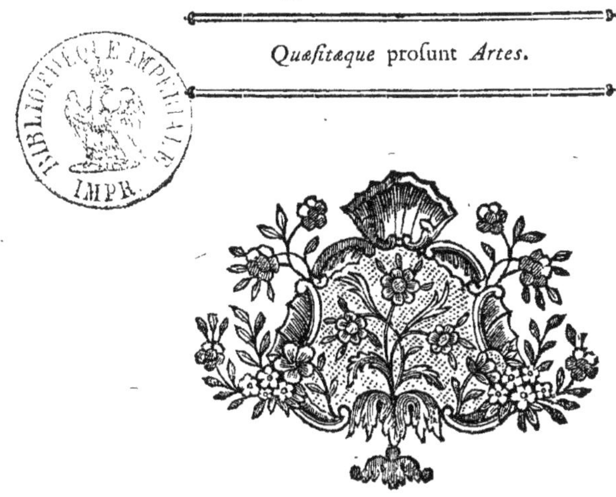

A S. HUBERT,

Et se trouve à Paris chez D'HOURY, Imprimeur-Libraire de Mgr. le Duc D'ORLÉANS, rue Vieille-Bouclerie, au Saint-Esprit.

M. DCC. LXXVI.

Nec jàm muſſabit *tacito medicina timore.*

LETTRE
D'UN MÉDECIN
DE PARIS
A UN MÉDECIN DE PROVINCE,
SUR LE TRAITEMENT DE LA RAGE.

MONSIEUR & CHER CONFRERE,

JE vous envoyai, il n'y a pas long-tems, le traitement contre le ver ſolitaire, publié par ordre du Roi ; voici une nouvelle preuve de ſa bienfaiſance, c'eſt une *Méthode éprouvée pour le traitement de la rage, & publiée par ordre du Gouvernement.*

Je vais profiter de l'occaſion pour vous indiquer les ſources où vous pourrez puiſer des détails curieux & intéreſſans ſur cette matiere. Vous verrez en même tems que le traitement de la rage par les frictions mercurielles eſt fondé ſur l'obſervation.

A

Le premier ouvrage en ce genre est une *Dissertation sur la rage, avec la méthode de s'en préserver & guérir*, par *Pierre Desault*, Docteur en médecine, aggrégé au Collége des Médecins de Bordeaux. Elle fut imprimée à Paris en 1738, avec deux autres dissertations du même auteur; l'une sur les maladies vénériennes, & l'autre sur la phthisie pulmonaire, formant le tout ensemble un volume *in-12* d'environ 400 pages; ouvrage excellent au total, & qui mériteroit bien d'être réimprimé; mais spécialement la dissertation sur la rage, comme étant le premier écrit méthodique & raisonné qui ait été publié sur l'application des frictions mercurielles au traitement de cette maladie. C'est dommage pourtant, car il faut tout dire, que la théorie de l'auteur soit absolument fausse, n'étant fondée que sur un principe vermineux. Cependant ce fut cette erreur même qui le conduisit à la découverte du spécifique: *felix error*.

A ce nuage près, cette dissertation ne laisse pas que d'être satisfaisante, étant remplie de faits avérés & d'observations authentiques; en voici un échantillon: je choisis la seconde.

» *OBS. II.* Un loup enragé fut avant le jour attaquer
» les deux chiens du nommé *Pey Dumeniu*, de la paroisse
» de *Soussans* en *Medoc*, terre appartenante à M. *de la*
» *Tour de Mons*. Il commença par égorger le chien qui
» étoit en état de faire la plus vigoureuse résistance: la
» chienne fut après cruellement déchirée & presque mise
» à mort. Cette scène ne se passa pas sans beaucoup de
» bruit de la part des chiens. *Pey Dumeniu* s'éveille, ouvre
» sa porte en chemise, & va pour donner la chasse à
» l'ennemi. Le loup saute sur lui, le mord griévement

» aux deux mains & au bras. Son fils nommé *Cousiot*, » se leve aussi en chemise & vole au secours de son pere, » armé d'un râteau. Le loup lâche prise & saute sur le » fils qu'il mordit fortement au bras. Le pere, à son » tour, quoique blessé, vient secourir son fils : le loup » s'enfuit, & trouvant sur son passage un voisin nommé » *Jean Guiraud*, qui s'étoit levé & accouroit au bruit; » il le mordit au bras, & lui fit quatre grandes ouver- » tures, outre plusieurs petites. Cet animal continuant sa » route, rencontra le berger de M. Bretonneau, nommé » *Cricq*, qu'il mordit. Enfin le loup fut tué.

» Voilà quatre hommes mordus par le même loup, le » même jour & à la même heure : ils vont tous quatre » à la mer se baigner, & se retirent comme assurés de » leur guérison. Quelques jours après le nommé *Pey Du-* » *meniu* ressent une douleur sourde à ses cicatrices; elles » deviennent dures & se relevent comme en broderie : il » a grande peur, on le console; on attribue cela au froid » vif & violent de l'hiver 1731. Cependant dans peu il » est attaqué de tous les symptômes de la rage, aussi-bien » que le nommé *Cricq:* ils meurent tous les deux enragés.

» Les exemples domestiques frappent & intimident » pour l'ordinaire plus que les étrangers. *Cousiot Dume-* » *niu* ayant vu périr son pere, s'attend à un pareil sort, » d'autant qu'il commence à sentir de la douleur dans » les cicatrices, & qu'elles se relevent avec dureté (*a*). » Jean *Guiraud* son camarade, est dans le même cas. » M. *Joutard*, Marchand de Castelnaud, d'une probité

(*a*) Obducta jamdiù recrudescunt vulnera, undè passionem initium ducere nemo negat. CÆLIUS AURELIANUS.

» reconnue, & mon ami particulier, me les adresse
» incessamment. J'examinai leurs cicatrices : je vis qu'elles
» étoient dures & relevées, & je ne doutai point que
» nos deux blessés ne fussent bien prêts d'être attaqués
» de la rage, comme leurs malheureux camarades qui en
» étoient morts un ou deux jours auparavant.

» Soudain je fis appliquer l'onguent de mercure au
» poids d'une drachme & demie, que je fis étendre
» tant sur les cicatrices que sur les bras, & fis répéter
» les frictions trois jours consécutifs : je crus que la chose
» pressoit trop, pour donner aucun intervalle. Après les
» trois premiers jours, je les fis frotter de deux jours
» l'un ; & après la cinquieme friction, je laissai deux
» jours d'intervalle. Cependant chaque jour je leur fis
» prendre une drachme & demie de poudre de *Palmarius*.

» Ces deux malades ont été parfaitement garantis, &
» sont retournés sains & saufs à leur charrue. J'eus le
» plaisir de voir, dès la troisieme friction, les cicatrices
» s'applanir & se ramollir, la douleur se dissiper, le cou-
» rage se rétablir, & l'esprit reprendre son assiette natu-
» relle, à mesure qu'ils ont vu disparoître les accidens
» qui les intimidoient.

» Peut-on souhaiter un cas plus marqué, & qui prouve
» mieux la puissance du mercure pour préserver de la
» rage, que celui que je viens de raconter. Quatre hom-
» mes sont mordus le même jour, à la même heure, par
» le même loup ; deux périssent de la rage, les deux
» autres ressentent les avant-coureurs qui annoncerent la
» rage dans les premiers : le mercure les garantit, aidé de
» la poudre de *Palmarius*. En vérité, n'eussai-je que cette

» ſeule obſervation, elle mériteroit l'attention d'un pra-
» ticien.

Elle doit vous ſuffire auſſi, Monſieur, pour juger du ſtyle & du génie de l'auteur, & pour en juger favorablement; paſſons à d'autres.

Le ſecond ouvrage dont j'ai à vous entretenir, eſt une diſſertation de feu M. de Sauvages, Profeſſeur de Montpellier. Elle fut couronnée par l'Académie de Toulouſe en 1748. Je ne puis mieux vous la faire connoître qu'en rapportant les dernieres lignes du texte de l'auteur; car elles contiennent l'analyſe & la concluſion de tout ſon traité. Les voici mot pour mot.

» Il ſuit de ce que nous avons dit, que le venin de la
» rage a de l'affinité avec tous les venins animaux; mais
» il en a plus avec le vérolique qu'avec les autres. 1°. Le
» vérolique & l'hydrophobique reſtent quelquefois cachés
» dans le corps pendant des années entieres. 2°. Le vé-
» rolique ſe prend par les liqueurs ſéminales & par la
» ſalive, & ayant couvé long-tems dans le corps, il
» infecte de nouveau les liqueurs ſéminales & la mucoſité
» du goſier, du palais: l'hydrophobique développé dans
» le corps, porte beaucoup ſur la mucoſité du goſier,
» & ne laiſſe pas d'attaquer les liqueurs ſéminales; au
» moins les ſymptômes peuvent-ils le faire ſoupconner.
» 3°. Le vérolique eſt tout fixe, n'incendie point le
» ſang, mais en revanche, il infecte toutes les humeurs
» lymphatiques: l'hydrophobique, par ſa partie volatile,
» agit ſur le ſang, & par-là fixe, il ſe reproduit dans la
» mucoſité du goſier: tous deux produiſent des douleurs
» rhumatiſmales; le vérolique, quand il eſt invétéré,

» l'hydrophobique, quand il eſt récent; tous deux ſont » un peu coagulans & un peu corroſifs. 4°. les bains réi- » térés font ſouvent diſparoître tous les ſymptômes exté- » rieurs de la vérole; ils ont auſſi quelquefois calmé ceux » de la rage. Le venin de la vérole s'inſinue le long de » l'urètre juſqu'aux véſicules ſéminales, & s'y fixe ſou- » vent ſans paſſer plus avant, durant pluſieurs mois que » dure une gonorrhée: celui de la rage ne ſort pas de la » plaie avant environ quarante jours, nonobſtant la ſup- » puration. 5°. Enfin l'*un & l'autre eſt entiérement détruit* » *par le vif-argent, & après bien des recherches, j'ignore* » *que ce remede ait encore manqué, étant même appliqué* » *quand la rage étoit déclarée;* ce qui vérifie heureuſement » la prédiction du grand Boerhaave à ce ſujet: *nec deſ-* » *perandum de inveniendo tam ſingularis veneni, ſingulari* » *antidoto.*

Vous voyez, mon cher confrere, que Boerhaave étoit prophete: ne déſeſpérons donc pas de voir auſſi quelque jour l'accompliſſement de ſa prédiction ſur les diſſolvans de la pierre; prédiction conçue à peu près dans les mêmes termes, & qui m'a ſervi d'encouragement pour compoſer le mémoire que je vous envoyai dernierement ſur ce ſujet (*a*).

Mais pour ne pas perdre de vue l'objet en queſtion, le troiſieme ouvrage que j'ai à vous annoncer ſur l'application du mercure à la rage, eſt encore une diſſertation académique en forme de thèſe ſoutenue aux écoles de médecine de Paris en 1759, ſous la préſidence de M.

(*a*) Mémoire ſur les diſſolvans de la pierre. A Paris chez *d'Houry*, 1776.

le Clerc. Le titre de cette thèse portoit, *an hydrophobiæ hydrargyrosis?* L'auteur concluoit, après une dissertation de huit pages *in*-4°., que les frictions mercurielles offroient un remede préservatif & curatif de la rage. Cette conclusion étoit fondée 1°. sur la maniere d'agir du mercure dans le corps humain, comparée avec la nature & les effets du virus hydrophobique: 2°. sur des inductions & des expériences tirées de différens observateurs: 3°. sur des observations particulieres communiquées à l'auteur par quelques Praticiens de cette capitale; 4°. enfin sur des autorités d'un grand poids, sur la foi des *Boerhaave*, des *Astruc*, des *Van Swieten*, &c.

Comme je n'ai plus qu'un seul exemplaire de cette thèse, & que je ne puis vous l'envoyer, je vais en extraire une observation qui m'a paru concluante.

» L'an 1756, le vendredi 26 Novembre à huit heures » du matin, un homme âgé d'environ quarante ans, » vint consulter M. *Lehoc.* Il lui exposa qu'il avoit été » mordu huit jours auparavant par un chien enragé, » qu'il étoit tourmenté depuis quelques jours d'insom- » nies & de vertiges, de pesanteurs & de douleurs lan- » cinantes dans la tête, qu'il commençoit à éprouver » de la douleur dans la gorge, qu'il avoit un feu dévo- » rant dans les entrailles, beaucoup de soif, & qu'il ne » pouvoit boire, qu'il désiroit la boisson, & qu'il la » repoussoit comme malgré lui. Le pouls étoit dur, la » peau seche & brûlante, & pourtant point de fiévre. » Le malade avoit les yeux ardens & le regard farouche; » il étoit dans une agitation continuelle & dans une » inquiétude extrême sur l'événement de sa maladie. M.

» *Lehoc* jugea que cet homme étoit déjà dans le premier » degré de la rage, & il jugea bien : il fit encore mieux, » c'eſt qu'il mit en œuvre les moyens les plus prompts » & les plus efficaces pour en prévenir les ſuites. Il con- » ſeilla au malade de ſe faire ſaigner du bras ſur le » champ, & trois heures après du pied ; & de recourir » inceſſamment aux frictions mercurielles : en conſé- » quence on lui en fit une dès le ſoir même avec trois » gros de pommade, on la répéta le lendemain au ma- » tin, à pareille doſe. Le malade fut tenu au bouillon & » à la ſoupe pour toute nourriture, & à l'uſage d'une » légere infuſion de vulnéraire ſuiſſe & de fleurs de » tilleul pour toute boiſſon ; notez que dès le lende- » main de la premiere friction, il commença à boire » avec moins de répugnance. Le Dimanche ſuivant, qui » étoit le troiſieme jour du traitement, on fit une troi- » ſieme friction pareille aux deux précédentes, & le » lundi une quatrieme, qui fut la derniere : on avoit » employé en tout douze gros de pommade mercurielle. » Le mardi matin le malade ſe plaignant d'une grande » amertume dans la bouche, de nauſées fréquentes & » de peſanteur de tête, on lui fit prendre ſur le champ » trois grains de tartre ſtibié dans un verre d'eau de caſſe; » ce qui procura des évacuations copieuſes par haut & » par bas, dont le malade fut beaucoup ſoulagé. Le jour » ſuivant tout parut en ſûreté, *res erat in vado*, & notre » homme ſe trouvoit bien, excepté pourtant que l'état » de la bouche annonçoit un commencement de ſaliva- » tion, ce qui détermina le médecin à preſcrire ſur le » champ un purgatif. Tout alla de mieux en mieux; on

répéta

» répéta la purgation plusieurs fois de suite, & le malade » fut parfaitement guéri.

En voilà bien assez, Monsieur & cher Confrere, pour vous inspirer toute la confiance possible en une méthode qui auroit pour base l'administration du mercure dans le traitement de la rage. Telle est précisément la *méthode éprouvée* qu'on vient de publier par ordre du Gouvernement, & qui va être répandue dans les campagnes pour le bien de l'humanité. Si vous connoissiez l'illustre médecin qui en est l'auteur, vous n'auriez pas besoin d'autres garans que sa prudence & ses lumieres.

Je terminerois ici ma lettre, si je n'avois quelques vues nouvelles à vous communiquer sur le traitement de la rage confirmée ; état cruel & terrible, & dont il n'y a pas d'exemple qu'aucun malade soit jamais relevé.

Voyez dans les observations de M. *Blais* (*a*); » voyez » & contemplez avec effroi l'infortuné *Devenot* tressail- » lant au seul nom de boisson, & poussant des hurle- » mens affreux à la vue des liquides, restant cinq jours » entiers sans rien prendre, agité par intervalles d'une » fureur telle que personne n'osoit l'approcher, craignant » la lumiere & l'air même, dont l'impression étoit pour » lui un surcroît de douleur, mourir enfin dans des » tourmens horribles, la face tournée contre terre, & » dévorant la paille qu'on avoit étendue sous lui : *horresco* » *referens*.

Abandonnera-t-on toujours ces malheureuses victimes

(*a*) *Méthode éprouvée*, page 9 de la lettre de M. *Blais* à Mgr. l'Evêque de *Mâcon*.

à leur triſte ſort, & n'aura-t-on jamais d'autre ſecours à leur porter que la mort qu'ils implorent ? Serons-nous toujours forcés nous-mêmes à tolérer cet affreux ſacrifice que la terreur inſpire, & que la compaſſion ſemble exiger?

Que ne faiſons-nous de néceſſité vertu; que ne tentons-nous des moyens extrêmes dans un péril extrême. Si jamais la ſentence de *Celſe* eut ſa véritable application, c'eſt dans le cas préſent. Rappelons-nous enfin avec *Baglivi*, que tant que l'ame eſt inhérente au corps, il y a toujours à eſpérer de l'art ſecourable des Médecins. Invoquons cet art divin, & tâchons de nous frayer des routes nouvelles pour parvenir à un but qu'on n'atteignit jamais par les voies ordinaires.

Je conſeillerois donc en pareille circonſtance, de débuter par une forte ſaignée du pied, *ad animi deliquium*, de jeter enſuite beaucoup d'eau froide ſur le malade pour le faire revenir à lui, & d'appliquer auſſi-tôt la pommade mercurielle à la doſe de quatre gros au moins pour cette premiere friction; on la répéteroit, à pareille doſe, de douze en douze heures, & pendant trois jours conſécutifs, obſervant de faire donner dans l'intervalle de chaque friction, deux lavemens purgatifs pour déterminer la criſe par les ſelles, en procurant une diarrhée artificielle, & pour prévenir en même tems l'irruption trop ſubite du mercure aux parties ſupérieures.

Quant à la ſaignée, l'état du pouls & des forces du malade peut ſeul indiquer la néceſſité de la répéter, & décider combien de fois il faudra y revenir. Tout ce que l'on peut dire en général, c'eſt qu'on ne doit pas plus ménager le ſang des *hydrophobes* que celui des *maniaques*.

Ainsi donc les saignées vigoureuses, l'aspersion d'eau froide, les doses de pommade mercurielle quadruplées & très-rapprochées, avec des lavemens purgatifs répétés de quatre en quatre heures; voilà le principal du traitement.

Les secours accessoires consisteroient dans les moyens suivans, des attractifs autour de la gorge, comme dans l'esquinancie, des épipastiques aux pieds & aux jambes, des embrocations froides d'oxicrat sur le front & sur les tempes, différentes vapeurs odorantes portées sous le nez dans les accès de convulsions, des morceaux de sucre imbibés d'æther ou de liqueur d'Hofman introduits de force dans la bouche du malade. On lui feroit avaler, le plutôt possible, le bol composé de camphre, de musc & de nître, ou peut-être encore mieux, l'extrait de quinquina à bonne dose, mêlé avec la crême de tartre, la poudre antispasmodique, le nître & le syrop de pivoine (*a*). Enfin on profiteroit du premier moment où la déglutition des liquides deviendroit possible, pour passer un *emetico-cathartique*. Une fois parvenu là, on tiendroit le fil de la guérison; car il ne feroit plus question que de purger le malade plusieurs fois consécutives.

En effet le virus hydrophobique, par une analogie qui lui est particuliere, infecte spécialement la salive & tous les sucs analogues : il semble se fixer spécialement dans

(*a*) Certain caractere épileptique qui se manifeste dans cette maladie, ainsi que les intermittences & les rémissions marquées que l'on observe dans ses accès, indiquent assez l'usage du quinquina. Aussi le sage auteur de la méthode éprouvée n'a-t-il pas oublié de le prescrire sur la fin du traitement, pour assurer la guérison & prévenir les rechutes; de même que l'on prescrit avec succès l'électuaire de quinquina de *Fuller* contre l'épilepsie.

les cryptes muqueux du gosier, de l'œsophage, de l'estomac & des intestins. C'est là où paroît se passer la principale scène ; les autres symptômes qui l'accompagnent, marqués tous par le spasme & les convulsions, partent originairement de ce foyer, sans en excepter le principal & peut-être le plus cruel de tous, l'horreur de l'eau, lequel semble ne provenir uniquement que de la constriction spasmodique & inflammatoire des organes de la déglutition.

C'est donc pour de bonnes raisons que M. *de Lassone* a réuni dans sa méthode curative les plus souverains anti-spasmodiques & les purgatifs répétés, avec l'administration des frictions mercurielles, cherchant ainsi à attaquer tout à la fois la cause & les symptômes de la maladie. C'est dans ce précis qu'on trouve enfin rassemblés les secours les plus efficaces qu'ayent fourni jusqu'à présent le dogme & l'empyrisme. Appliquons-les donc tous à la fois dans le péril le plus urgent, & même avec une sorte de témérité, puisque tout est perdu sans cela.

Adieu, portez-vous bien. Si vous connoissez quelque chose de mieux, faites m'en part ; sinon mettez ces idées à profit dans l'occasion.

» Vive, vale : si quid novisti rectiùs istis,
» Candidus imperti : si non, his utere mecum.

J'ai l'honneur d'être, Monsieur & cher Confrere,

Votre très-humble & très-obéissant serviteur DU HAUME.

Paris ce 21 Mai 1776.

POST-SCRIPTUM.

On n'a pas encore essayé (que je sache) d'appliquer les vésicatoires aux hydrophobes. Je le crois bien, me direz-vous; car ces sortes de remedes paroissent tout à fait contr'indiqués dans cette occasion, & ils le sont sur-tout par le symptôme étonnant que rapporte *Cœlius Aurelianus*, & qu'il décrit si énergiquement : *veretri frequentissima extensio cum seminis involontario jactu*.

Mais je répondrai à cela 1°. que ce symptôme n'est point général & constant, puisque les observateurs n'en parlent pas tous, témoin celui que vous tenez entre les mains, M. *Blais*, qui n'en dit pas un mot. 2°. Que ce phénomene, en supposant qu'il eût toujours lieu, ne contr'indiqueroit tout au plus, que les vésicatoires où entrent les cantharides, & non les autres especes d'épipastiques qui sont en grand nombre & qui n'ont pas le même inconvénient. 3°. Qu'au surplus l'on connoît le correctif des cantharides. L'on sait qu'en leur associant le Camphre, on bride leur action sur les voies urinaires.

Cette difficulté étant levée, je dirai en faveur des vésicatoires; 1°. qu'ils réussissent admirablement bien dans les fiévres malignes accompagnées de délire ou d'assoupissement comateux, de spasmes ou de convulsions, & qu'ils sont de la plus grande ressource dans les différentes especes d'angines, dans les cas les plus difficiles de la petite vérole (*a*), dans les gouttes remontées, dans les

(*a*) Comme vous avez pu le voir dans l'ouvrage que je vous adressai au comm-

gales & dartres répercutées, & même dans les affections de nerfs, lorsqu'elles proviennent de l'agacement & de l'irritation causées par la présence de quelque levain morbifique : 2°. Qu'ils excitent à l'extérieur une irritation, une douleur, un spasme, une inflammation, & une suppuration très-utile : 3°. Qu'ils sont capables de causer une diversion avantageuse dans les contractions spasmodiques du genre nerveux, en même tems qu'ils attirent au-dehors l'humeur virulente qui produisoit tout ce désordre dans le systême des nerfs : 4°. Que la dérivation des humeurs morbifiques à la peau est une opération critique de la nature, que l'art ne sauroit trop s'empresser d'imiter : 5°. Enfin qu'on voit manifestement dans la derniere observation de M. *Blais*, un malade au premier degré de la rage, devoir son salut à une éruption miliaire. (Lettre de M. *Blais* à M. l'Evêque de Mâcon, P. VIII.)

On a senti de tout tems la nécessité qu'il y avoit, pour prévenir la rage, de procurer un égoût au levain morbifique par l'organe du tissu cellulaire. C'est pourquoi on a toujours conseillé de tenir les plaies ouvertes, d'en prolonger la suppuration le plus long-tems possible, & d'appliquer des cauteres actuels, tant sur les hommes que sur les animaux. Les croix de fer rougies au feu, les clefs de St. Pierre ou de St. Hubert appliquées rouges sur la tête des animaux, ne sont autre chose que des cauteres actuels qui semblent les préserver de la rage.

---

mencement de l'année, sous ce titre : *Traité de la petite vérole, tiré des commentaires de Van Swieten sur les aphorismes de Boerhaave, avec la Méthode curative de M. de Haen.* Paris 1776, chez d'Houry.

Il me paroîtroit donc expédient, pour seconder la suppuration des plaies, ou pour y suppléer, quand elles viendroient à se cicatriser trop tôt, d'établir immédiatement après la morsure, un seton ou un cautere dans les environs des parties mordues, & d'en entretenir l'effet pendant plusieurs mois. Ce seroit, à mon avis, le préservatif le plus assuré, ou du moins celui qui concourroit le plus efficacement au succès du traitement par le mercure. Il n'est pas moins probable que l'application de quelques vésicatoires fort adoucis & fort tempérés, réussiroit également bien dans l'état de rage confirmée, & comme accessoire au traitement proposé ci-dessus. On employeroit pour cet effet l'emplâtre de mélilot saupoudré de cantharides & de camphre. On devroit aussi préférer, en pareil cas, l'onguent de mercure camphré à la pommade ordinaire pour l'usage des frictions.

Mais si malgré tout l'adoucissement que je recommande d'apporter dans l'application des vésicatoires, ce conseil vous paroît encore trop dur, & que cependant vous demeuriez toujours frappé de l'amélioration qui arriva dans l'état du malade de M. *Blais*, immédiatement après une éruption miliaire, vous pourrez, dans ce cas-là, vous en tenir aux épipastiques simples, ils n'auront pas l'inconvénient que vous craignez des vésicatoires ; & pourtant ils produiront à peu près le même effet, je veux dire, une dérivation utile & salutaire.

Encore un mot & je finis ; c'est au sujet de l'opium & des alkalis volatil. L'un & l'autre de ces remedes, quoiqu'annoncés depuis peu dans certains ouvrages périodiques, comme des nouveautés merveilleuses, avoient pourtant été proposés plus d'une fois dans nos thèses de médecine. Je les indiquai moi-même dès 1759 dans la thèse dont je vous ai parlé ci-dessus; *an hydrophobiæ hydrargirosis?* Coroll. III *narcotica, necnon & alkalina volatilia, juxta Medici consilium, in usum vocanda sunt.*

Notez bien que je laissois à la prudence du Médecin l'emploi des narcotiques & des alkali volatils dans cette circonstance; il s'agissoit de la rage confirmée. Je pense encore de même aujourd'hui, & je crois que le Médecin, témoin d'une pareille scène, pourroit, en supposant que la déglutition fût libre, & qu'il y eût une indication bien marquée pour placer les narcotiques & les sudorifiques, prescrire un bol composé d'un grain de laudanum & de douze grains de sel volatil ammoniac dans la conserve de roses, à répéter de quatre en quatre heures, s'il en étoit besoin; mais ce ne devroit être qu'après avoir fait précéder le traitement actif que j'ai proposé ci-dessus, & qui, consistant principalement en des secours extérieurs, a l'avantage d'être praticable en tout état de la maladie, & même au fort des accès.

Au surplus, vous trouverez l'eau de *Luce* ou les alkalis volatils recommandés comme des moyens auxiliaires dans la *méthode éprouvée;* & vous verrez les narcotiques administrés avec quelque succès dans les observations de M. *Blais.* Mais tout cela ne peut servir que dans la cure prophylactique, ou dans le traitement de la rage au premier degré, & non dans les accès horribles de cette maladie; car je ne puis vous dissimuler que ni les narcotiques, ni les alkalis volatils ne me paroissent pas plus devoir être indiqués de prime abord dans un accès d'hydrophobie, qu'ils le ſeroient dans une attaque d'épilepſie ; outre qu'il eſt preſque toujours impoſſible dans ces cas - là, de rien faire prendre à l'intérieur.

Reſte donc à pratiquer dans tout accès de rage, les ſaignées vigoureuſes, l'aſperſion de l'eau froide, l'application des ſynapiſmes, les lavemens purgatifs, & les frictions répétées avec des doſes extraordinaires de pommade mercurielle, en attendant qu'on puiſſe adminiſtrer comme moyens coopérans, les anti-ſpaſmodiques & les calmans.

FIN.

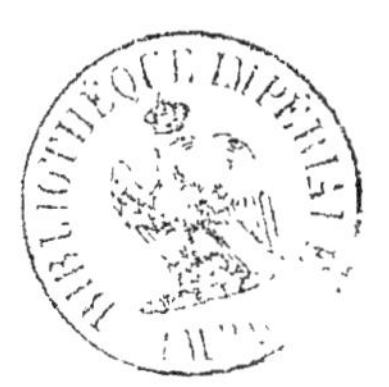

www.ingramcontent.com/pod-product-compliance
Ingram Content Group UK Ltd.
Pitfield, Milton Keynes, MK11 3LW, UK
UKHW020457220726
13923UKWH00006B/2608